AF462741

BRÉVIAIRE

DE

l'Amour Expérimental

Le papier employé pour les éditions elzéviriennes est du vélin.

Il a été fait en outre, sur papier de Chine, un tirage de cinquante exemplaires numérotés à la presse.

BRÉVIAIRE

DE

l'Amour Expérimental

MÉDITATIONS
SUR LE MARIAGE SELON LA PHYSIOLOGIE
DU GENRE HUMAIN

PAR

FEU LE Dr JULES GUYOT
Médecin de la Faculté de Paris, Décoré de Juillet,
Officier de la Légion d'Honneur

PUBLIÉ
AVEC UN DISCOURS PRÉLIMINAIRE,
UNE NOTICE BIOGRAPHIQUE ET UN LEXIQUE

PAR LES SOINS DE

MM. Georges BARRAL et Ch. DUFAURE de la PRADE

Édition Elzévirienne
Deuxième mille

PARIS
Marpon et Flammarion | *Librairie Physiologique*
26, rue Racine | *38, boul. St.-Germain*
1882

DISCOURS PRÉLIMINAIRE

SUR

L'AMOUR EXPÉRIMENTAL

DISCOURS PRÉLIMINAIRE

SUR

L'AMOUR EXPÉRIMENTAL

Honni soit qui mal y pense !

L'écrit que nous publions porte une date historique. Il a été composé le 18 mars 1859, à l'occasion du récent mariage du Prince Napoléon avec la Princesse Clotilde de Savoie, fille de Victor-Emmanuel, roi de Piémont, — à la veille de la guerre d'Italie.

Pendant près de vingt-trois années, à l'exemple de quelques chefs-d'œuvre du XVIIe *siècle, — comme la* Comédie des Académistes *de Saint-Évremont, les* Caractères *de La Bruyère, les premiers chapitres des* Mémoires *du duc de Saint-Simon — qui couraient les ruelles littéraires et dont on se passait des copies,* sous le manteau, *selon l'expression de l'époque, — cet opuscule est resté à l'état inédit, fief intellectuel d'un cénacle d'hommes distingués qui se le transmettaient de mains en mains.*

Nous avons gardé le souvenir des esprits élevés dont il a mérité les suffrages et qui l'ont tenu, pour ainsi dire, sur les fonts baptismaux d'une renommée discrète. Parmi ces personnages, beaucoup sont morts, comme Sainte-Beuve, Mme Sand, Claude Bernard, Alexandre Bixio, Virginie Déjazet, le commandant Coignet, le cardinal Gousset, archevêque de Reims, l'abbé Montera, le doyen des chanoines de Saint-Denis, l'abbé Hugon, le courageux aumônier des prisons et l'exécuteur testamentaire d'Orsini. Au nombre des vivants, il reste le Prince Napoléon, l'ami éclairé et libéral du docteur Jules Guyot, M. J. A. Barral, le savant agronome, M. Georges Masson, l'habile éditeur de l'Académie de Médecine, et MM. Robart et G. Foucher, les grands industriels.

Dès 1866, le docteur Jules Guyot nous a confié ce manuscrit — devenu depuis lors notre propriété — avec la mission d'en poursuivre la publication, à l'heure que nous jugerions favorable. Il était con-

vaincu que la lecture de cette Note, ainsi qu'il intitulait modestement cette sagace Étude sur le mariage selon la physiologie humaine, avait beaucoup fait pour créer ou maintenir le bonheur conjugal parmi les initiés.

En 1871, peu de semaines avant sa mort, survenue le 31 mars 1872, il nous avait renouvelé son désir. Dix ans après nous venons exaucer ses vœux.

Le temps a consacré ce petit traité.

2

Il s'occupe d'un sujet éternel qui touche aux entrailles mêmes de l'humanité. Compris comme il l'est par le docteur Jules Guyot, qui avec une souplesse de plume merveilleuse a mis en pleine clarté le côté expérimental de l'amour, il constitue un véritable Manuel du mariage. C'est un livre fait en vue des unions légitimes. Le libertinage n'a rien à y voir.

L'amour, force naturelle, n'est pas une féerie. Ce n'est pas non plus une maladie de l'âme. C'est encore moins une comédie, *comme l'a nommé avec infiniment trop d'esprit M. Ch. de la Rounat dans un livre très séduisant. C'est une fonction naturelle et sociale.*

Amour, fléau du monde, exécrable folie,
Toi qu'un lien si frêle à la volupté lie,
Quand par tant d'autres nœuds tu tiens à la douleur..

a dit Alfred de Musset, l'un des trois grands poètes de notre siècle, — les deux autres étant Lamartine et Victor Hugo, il est oiseux de l'ajouter. Le chantre de Rolla, de Namouna et de la Malibran a tort, c'est tout le contraire qu'il eût fallu immortaliser :

Amour, source du monde, adorable folie,
Toi qu'un lien si doux à la volupté lie,
Quand par des nœuds si forts tu tiens à la douleur...

C'est un besoin du corps. Bien réglé, il devient un principe d'ordre et de progrès et trouve dans le mariage son développement normal. C'est avec raison que Michelet — dans son beau livre de l'Amour *— attache une très grande importance à son élément fatal et physiologique.*

A l'état sauvage comme à l'état civilisé, l'homme est conduit par deux nécessités puissantes qui sont la faim (conservation de l'individu) et l'amour (conservation de l'espèce).

Le premier enfante successivement et à travers de longs siècles, l'agriculture, l'art de domestiquer les animaux, l'art de travailler les métaux et les diverses industries sans lesquelles aucune civilisation n'aurait pris naissance.

Le second engendre la famille, et

plus tard, avec des adjonctions, les sociétés humaines. Qui oserait prétendre, s'écrie avec raison M. Debierre au début de ses savantes Recherches sur la constitution de la famille dans le monde primitif, — que ce n'est pas encore la faim et l'amour, entendus d'une large façon, qui aujourd'hui mènent le monde? La nécessité de l'association pour vivre, et les liens de la famille, dont les origines sont l'amour et les idées mythiques, ont donc été les germes des lois primordiales.

Boire sans soif et faire l'amour en tout temps, c'est ce qui distingue l'homme des autres bêtes. Le 27 avril 1784, à la face d'un parterre stupéfait, Beaumarchais a formulé cette vérité physiologique, en voulant émettre seulement un aphorisme spirituel dans son étincelant Mariage de Figaro. *Aujourd'hui rien n'est changé et rien ne changera tant que le monde vivra. Nous employons seulement la méthode expérimentale dans les études physiques, morales, sociales et littéraires. C'est le véritable instrument qui mène à la découverte de la vérité, — que vous fassiez de l'anatomie ou de la philosophie, de l'agronomie ou de l'esthétique, — que vous soyez chimiste ou poète, astronome ou romancier.*

On a beaucoup écrit, — beaucoup divagué sur l'amour. Depuis Sapho, Ovide, Plutarque, Apulée, jusqu'à nos jours, en passant par Nicolas Venette, l'abbé Prévost, J.-J. Rousseau, Rivarol, Champfort, Louvet de Couvret, Mirabeau, Mme Cottin, — sans oublier Mlle de Scudéry et les disciples du Tendre, — sans omettre les contes égrillards de La Fontaine et de ses imitateurs, — en arrivant à nos principaux auteurs du XIXe siècle, comme Alfred de Musset, Alexandre Dumas fils, P.-J. Stahl, Émile Deschanel, Stendhal, Arsène Houssaye, — seuls, le Dictionnaire philosophique *de Voltaire, à l'article* Amour, *les livres de Senancour, de Michelet, et l'Œuvre présente du docteur Jules Guyot, ont une valeur physiologique. Nous ne signalons pas exprès la mauvaise plaisanterie d'Honoré de Balzac, erreur d'un écrivain de génie. A l'heure actuelle, nous pouvons ajouter Émile Zola, les frères de Goncourt, Henry Escoffier.*

*A côté de ces écrivains, il ne faut pas oublier les femmes qui ont laissé des correspondances amoureuses et qui, comme la marquise du Châtelet, M*lle* de Lespinasse, pour ne citer que les plus fameuses, se sont montrées très expertes dans l'art de discourir sur l'amour avec des hommes tels que Voltaire, d'Alembert, Turgot, Marmontel, etc.*

La civilisation moderne a fait de l'amour une science et un combat. Il se manifeste par une souffrance d'une nature particulière, accompagnée d'un besoin, à l'instar de la faim et de la soif. Il cesse momentanément après avoir été satisfait. Il renaît au bout d'un intervalle plus ou moins long, selon l'âge et la complexion. C'est là son côté fatal et profond d'histoire naturelle. Quant à son développement moral, il est inutile de s'en occuper, car si l'amour commence par le réel, il n'est pas certain qu'il finisse tou-

jours par l'idéal. Au reste, peu importe. L'amour platonique n'existe pas, pur de tout désir sensuel. Le mari qui n'est plus tenté par le corps de sa femme, chez qui se sont éteints les tressaillements de la chair, perd du même coup la tranquillité d'esprit que produit la fonction génésiaque régulièrement accomplie.

Peu de femmes sont sans tempérament, seulement imaginatives et vaniteuses. Michelet prétend que ce sont toutes des malades. En cela il se trompe, ce sont des instruments délicats dont les hommes sont trop souvent malhabiles à bien jouer.

Quand vous voulez écrire sur les femmes, trempez votre plume dans l'arc en-ciel et semez sur le papier de la poussière d'ailes de papillon, a dit Diderot dans un langage prétentieux qui détone chez lui. Les femmes sont plus exigeantes. Très finement constituées, elles ont des appétits physiologiques compliqués. Elles repoussent la conquête brutale. Elles appellent les caresses lentement amenées. Mais l'amour chez elles, quoique chose très haute, très noble, est très pratique. N'y mettent-elles pas pour enjeu leur vie — — injustice du ciel, — pour but finale la conception — réparation de Dieu?

Voilà pourquoi la jeune fille aspire au mariage et que le veuvage est une situation cruelle pour la femme.

Dans l'épisode intitulé Une page d'amour, *qui fait partie de cette admirable Histoire naturelle et sociale des Rougon-Macquart, M. Émile Zola a décrit, magistralement, la lutte organique qui s'établit chez la femme devenue veuve dans la force du tempérament et dont le sens génésique n'est plus normalement et régulièrement satisfait. Il a dépeint, de la même plume pénétrante, l'éveil des appétits sensoriaux chez la fillette, malingre et nerveuse, de nos villes surchauffées, qui n'est pas assez fortement constituée pour supporter cet assaut de la nature, qui ne peut lutter, et tombe, au seuil de l'adolescence, victime d'une phtisie galopante, catastrophe inévitable d'une fonction naturelle qui s'atrophie.*

M. Henri Escoffier, l'inépuisable Rédacteur en chef du Petit Journal, *qui synthétise si bien, chaque jour, le bon sens français dans ses chroniques politiques, littéraires et sociales, a commencé l'examen approfondi des divers tempéraments féminins, dans une série d'Études encore inachevées, sur ce qu'il appelle les* femmes fatales. *Chaque femme naît avec une constitution physique et morale particulière, avec une idiosyncrasie physiologique spéciale, avec une totalité de besoins et d'aspirations que l'homme doit pressentir et qui contient une somme assez bien pondérée d'idéal et de positif, de spirituel et de matériel.*

L'amour chez ces femmes est complet quand le mari est devenu, selon la phraséologie obscure de l'Écriture sainte, l'âme de leur âme, la chair de leur chair, — qu'il est arrivé à être le maître, et surtout, comme nous disons dans la langue expérimentale, qu'il est le mâle, produisant l'équilibre hygiénique des fonctions génératrices.

Quelques femmes vertueuses, quoique tendres, n'ont pas l'idée des plaisirs physiques. Elles y sont même rarement exposées. Chez elles cependant, comme chez les autres, l'amour n'est pas une sentimentalité. C'est un fait précis, physiologique. Quand il cesse d'être compris ou de fonctionner, les tempéraments dégénèrent, tombent en décrépitude, aboutissent aux singularités, puis à la folie hystérique.

L'exercice normal des sens est le grand régulateur de ces pathologies particulières. Il remplace avec avantage les moyens coercitifs et préventifs de la médecine.

Dans l'intérêt de l'hygiène corporelle et intellectuelle de l'humanité, il faut pousser au mariage et donner aux jeunes hommes les préceptes anatomiques de l'amour. Il faut leur répéter qu'il n'est pas l'é-

change de deux fantaisies et le contact de deux épidermes. On doit leur enseigner, avec la Religion, que ce principe créateur de toutes choses est légitime et salutaire, quand il est réglé par la loi divine et humaine.

Mariez-vous. — Le mariage apporte la santé du corps et de l'âme. Connubium sanum sanctumque. *Il ne faut être ni dépravé ni ignorant. Que Dieu épargne à l'épouse un mari libertin ou imbécile.*

Mariez-vous. — Le célibat est un état antiphysiologique. On se dit célibataire. Mais qui l'est ? — « J'ai cherché ; je n'ai pas rencontré cet être mythologique, dit Michelet. J'ai vu tout le monde marié, par mariages temporaires, tels pour trois mois, tels pour huit jours, et tels pour une minute. Ces mariages d'un moment, qui sont la misère de la femme, n'en sont pas moins très chers pour l'homme. La baleine mange beaucoup moins que la Dame aux Camélias. »

Fait en vue du mariage, spécialement, — de sa fécondité, du calme intellectuel que son jeu normal apporte dans l'existence, l'Écrit du docteur Jules Guyot est une œuvre qui arrive à propos, à l'heure du rétablissement bienfaisant du divorce.

Au moment où le régime bâtard et honteux de la séparation va disparaître, il est utile de rappeler à nos législateurs qu'ils ne doivent pas se laisser distancer par l'Église catholique, qui tient compte de cet élément si important : le corps, dont les lois civiles ne s'occupent pas assez, ignorantes qu'elles sont des nécessités physiologiques.

C'est une grande erreur de croire que la théologie fait consister le devoir dans l'austérité et dans une perfection chimérique. Elle n'est point si sotte. Elle comprend le mariage avec notre nature, les fins terrestres, et elle ne lui donne pas du tout le caractère inflexible des institutions sacerdotales.

Pour les esprits qui redoutent les

abus des demandes en divorce, ce Bréviaire *sera un véritable talisman, car il enseigne à l'époux l'amour et le respect de l'épouse, sans jamais rien perdre de la chaste gravité du style scientifique.*

Les victimes d'amour, — si bien dépeintes par M. Hector Malot dans une trilogie célèbre sur les Amants, les Époux, les Enfants, — souffriront de moins en moins dans l'avenir de lumière et de liberté qui attend les générations futures.

Dieu a voulu que l'homme fût sans cesse à la recherche du spasme dans l'amour. C'est cet instinct sexuel que le socialiste Fourier appelle la Papillonne, *— mot excellent, — et qui n'est au bout du compte que l'excitant nécessaire à la reproduction. Il faut que le mâle y soit sans cesse poussé, sous peine de voir arriver la dépopulation humaine, conséquence inévitable de la fécondité de plus en plus réduite de la femme.*

Au lendemain d'une sanglante bataille, au milieu d'une vaste plaine semée de morts et de mourants, Napoléon Ier fit cette réflexion :

« Une nuit de Paris réparera tout cela ! » S'il put s'exprimer ainsi, dans sa brutalité de conquérant, — c'est qu'il savait que les jouissances physiologiques de l'amour dominent l'humanité tout entière, et préludent, sans trêve ni repos, à son éternel rajeunissement.

Paris, le 31 mai 1882.

GEORGES BARRAL,

Ancien élève de Claude Bernard,

Directeur du Laboratoire de Biochimie.

BRÉVIAIRE

DE

L'AMOUR EXPÉRIMENTAL

PREMIÈRE MÉDITATION

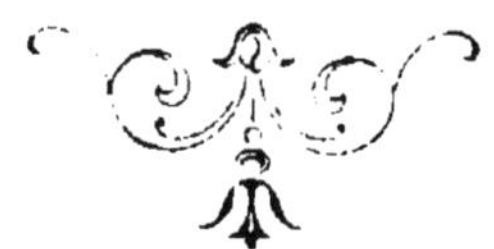

BRÉVIAIRE

DE

l'Amour Expérimental

Méditations sur le Mariage selon la physiologie du genre humain

> Ce sujet solennel touche aux entrailles de l'humanité. Il domine son existence, ses sentiments et ses passions dans le passé, le présent et l'avenir.
>
> GUAÏ A CHI LO TOCCA !

PREMIÈRE MÉDITATION

LE MARIAGE SELON LA PHYSIOLOGIE EXPÉRIMENTALE

...Mais si la saine théologie qui procède de l'esprit à la matière a cru devoir l'enseigner à ses adeptes, jusque dans ses plus intimes pratiques, il appartient plus encore à la médecine, qui procède de la matière à l'esprit, d'en déterminer les conditions scientifiques d'anatomie, de physiologie, d'hygiène et de thérapeutique.

La science et l'observation s'accordent à nous montrer l'*atome constituant* du genre humain comme un *atome ternaire* composé d'un *atome positif*, d'un *atome négatif* et d'un *atome neutre*. Le père, la mère et les enfants ne forment qu'un seul et même corps, la famille, comme l'arbre couvert de ses fruits.

La création de l'atome ternaire, seule entité reproductrice, est précédée de la combinaison d'un positif et d'un négatif, à l'état d'atome binaire ou mariage composé de l'époux et de l'épouse.

Enfin les atomes élémentaires et irréductibles du genre humain seront : l'homme mâle ou *positif* et l'homme femelle ou *négatif*.

Chacun de ces atomes a ses caractères distinctifs et ses propriétés spéciales.

Le mâle et la femelle non mariés ne ressemblent point à l'époux et à l'épouse. L'époux et l'épouse n'ont point les caractères du père ni de la mère. La mère est supérieure à l'épouse ; l'épouse est supérieure à la femelle. Le père est supérieur à l'époux ; l'époux est supérieur au mâle.

Le mâle qui suit les lois de la physiologie du genre humain est grand et fort dans son rôle d'époux et de père. La femelle est grande et forte dans son rôle d'épouse et de mère. L'un est supérieur dans ses propriétés positives, l'autre dans ses propriétés négatives, c'est-à-dire qu'ils sont égaux et solidaires dans leur combinaison, comme un acide et un alcali dans un sel. Ils ont désormais vie commune, droits et devoirs communs, chances communes de bien et de mal.

Tout autre point de vue est le roman ridicule et dangereux du mariage.

Tant que l'atome positif et l'atome négatif du genre humain ne sont pas entrés dans la combinaison fixe du mariage, leurs pensées sont de vagues aspirations, et leurs actions sont excentriques et éparses. Elles laissent à l'individualisme l'inquiétude du vide et de l'incomplet.

Aussi le fait du mariage ressemble-t-il à une catastrophe, dont l'ébranlement et l'ivresse frappent d'étonnement tous les esprits supérieurs et capables d'analyse.

Tous les sentiments, toutes les actions des composants, deviennent concentriques. L'égoïsme du positif se transporte au négatif. Le négatif, à son tour, met toute son âme dans le positif, indépendamment et bien au-dessus des sens.

Malheur à qui résiste à cette attraction normale ! Malheur à qui ne brise pas tous ses antagonistes ! La lutte de l'égoïsme individuel contre l'égoïsme binaire engendre toutes les maladies conjugales, morales, physiques.

Cette lutte s'établit de deux façons principales : — ou bien, de parti pris à l'avance par l'un ou l'autre du positif et du négatif, de garder chacun son individualisme; dans ce cas, il n'y a pas de mariage intentionnel : il y a association et concubinage légal ; — ou bien, et c'est là le cas le plus général, il y a mariage intentionnel, amour conjugal ; mais les parties ne savent pas, ne peuvent pas ou ne veulent pas réaliser les conditions essentielles de sa stabilité.

Dans les deux cas, l'ignorance ou la négligence des conditions physiologiques du mariage est également funeste. Leur connaissance et leur accomplissement amènent infailliblement la confiance et l'affection, quand elles ne préexistent pas. Elles les fortifient ou les perpétuent, si elles existaient.

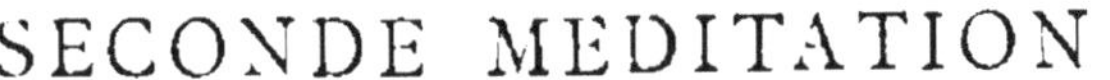

SECONDE MEDITATION

SECONDE MÉDITATION

LA MANIÈRE D'HABITER ET DE FAIRE GÉNÉRATION

Les actes essentiels et dominants du mariage sont ceux de la génération. Quand ces actes sont normaux et complets, tous les autres s'accomplissent avec harmonie et avec régularité.

L'immortel Ambroise Paré, le

père de la chirurgie française, conseiller successif de quatre rois, aussi remarquable par sa sagesse que par sa religion et sa science, n'a pas cru souiller sa vénérable plume en écrivant un chapitre sur : *La manière d'habiter et de faire génération*.

Voici comment il s'exprime dans son traité intitulé *De la génération de l'homme*, publié en 1573 :

« L'homme estant couché avec sa compagne et espouse, la doit mignarder, chatoüiller, caresser et esmouvoir, s'il trouvoit qu'elle fut dure à l'esperon, et le cultiveur n'entrera dans le champ de Nature humaine à l'estourdy sans que premièrement n'ait fait ses approches, afin qu'elle soit esguillonnée et titillée, tant qu'elle soit esprise du desir du masle, et que l'eau lui en vienne à la bouche, afin qu'elle prenne volonté et appetit d'habiter et faire une petite créature de Dieu, et que les deux semences se puissent rencontrer ensemble, car aucunes femmes ne sont pas si promptes à ce jeu que les hommes. »

Ces paroles aussi sublimes que naïves sont le résumé le plus complet des conditions naturelles de la génération. Il est à regretter que ce programme, posé par un grand génie, n'ait pas été développé par les médecins, en proportion des temps et des progrès scientifiques.

Je crois rendre un véritable service à l'humanité, en comblant cette lacune anatomique et physiologique de la médecine.

TROISIÈME MÉDITATION

TROISIÈME MÉDITATION

L'APPAREIL GÉNÉRATEUR DU GENRE HUMAIN

Nous savons que l'homme (*genus homo*) possède un appareil d'organes propres à sa reproduction ; que cet appareil, groupé en un système unique pendant l'acte de la génération seulement, est composé de deux séries d'organes : l'une positive, attachée à l'*homme mâle* ; l'autre négative, portée par l'*homme femelle*. Nous savons que chaque moitié de l'appareil a ses organes principaux et ses organes accessoires d'excitation directe et sympathique.

L'appareil générateur est, dans l'une et l'autre moitié, le siège d'une sécrétion, d'un besoin excréteur, d'une fonction qui satisfait ce besoin, et d'un sens qui s'éveille et s'exalte en proportion de son intensité, s'exerce activement pendant l'accomplissement de la fonction, et s'éteint par la satisfaction normale et complète du besoin.

La conception et la grossesse sont la conséquence possible, l'objet principal que se propose la nature ; mais elles ne constituent pas la fonction génératrice proprement dite. L'homme excrète le fluide vivant. La femme produit les ovules sous des impressions voluptueuses qui s'élèvent aux plus hautes régions de l'enivrement, pour laisser retomber brusquement l'organisation dans un état d'épuisement et de prostration. A ce moment, la fonction est complète, le besoin est satisfait, le sens est éteint.

Cette catastrophe fonctionnelle

est une véritable convulsion générale et critique que nous désignerons sous le nom de *spasme génésique*. Tant que le spasme n'est pas déterminé, la fonction n'est pas accomplie, la moitié positive n'a point émis le fluide vivant, la moitié négative n'a pas projeté les ovules, de ses lombes dans l'utérus, avec l'énergie voulue.

QUATRIÈME MÉDITATION

QUATRIÈME MÉDITATION

LE SPASME GÉNÉSIQUE CHEZ L'HOMME ET CHEZ LA FEMME

Le négatif et le positif ont chacun leur sens génésique et chacun leur spasme complet. Ils peuvent le ressentir simultanément. Cette simultanéité, très rare, est la perfection naturelle de la fonction et de la sensation. Ils peuvent l'éprouver successivement l'un par l'autre. C'est la satisfaction artificielle nécessaire à défaut de simultanéité. Ils peuvent encore l'obtenir l'un sans l'autre, ce qui est contraire à la nature et à l'hygiène du mariage.

Chez l'homme, disent les auteurs avec vérité, l'acte génésiaque accompli normalement et complètement laisse à la suite un état de bien-être et de santé comparable à celui qui résulte de la satisfaction d'un besoin impérieux.

A l'ébranlement nerveux le plus formidable succède bientôt un calme parfait, et aux dispositions d'esprit les plus sombres une tendance à la gaieté et à l'expansion du cœur.

Au contraire, quand la fonction a été interrompue, l'éréthisme persiste, accompagné d'abattement et de fatigue, et si cette suspension de la fonction se renouvelle et se perpétue, les troubles nerveux les plus graves et les plus cruelles maladies sont nécessairement la conséquence de ces excitations sans résultat critique.

De même, chez la femme, quand l'acte génésiaque est accompli normalement et complètement, il laisse à sa suite un état de bien-être comparable à celui qui résulte de la satisfacfaction d'un besoin impérieux. A l'ébranlement nerveux le plus vif succède bientôt chez elle un calme parfait, et aux dispositions d'esprit les plus aigres et les plus agitées, une tendance à la gaieté et à l'expansion du cœur.

Cette satisfaction est plus nécessaire à la femme qu'à l'homme, parce que sa nature négative s'alimente davantage d'impressions concentrées et intimes.

Quand la fonction a été interrompue chez la femme, et qu'elle est demeurée incomplète par l'ignorance, la paresse, ou par l'égoïsme de l'homme ; quand la femme surtout passe entièrement sa vie d'épouse sous l'influence d'une excitation perpétuelle, sans que jamais sa fonction génésiaque soit complète et normale, l'abattement, la fatigue, le dégoût, et parfois un désespoir dont les motifs lui échappent, accablent son existence et engendrent des maladies qui résistent à tous les conseils hygiéniques et à tous les moyens médicaux.

C'est alors que l'épouse trouve dans ses principes de morale et de religion les seuls palliatifs possibles, la consolation du sacrifice et de la résignation.

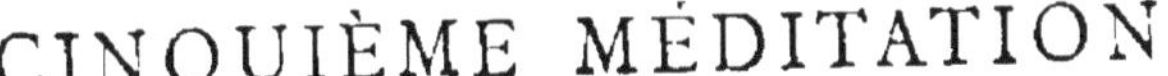

CINQUIÈME MÉDITATION

CINQUIÈME MÉDITATION

LA THÉOLOGIE ET LA FONCTION GÉNÉSIAQUE

La théologie prononce que la fonction génésiaque doit être normale et complète dans le mariage. Elle est dans le vrai.

C'est à la médecine de déterminer cet état complet, normal, et d'indiquer *clairement* les conditions actuelles et actives de son obtention, surtout à l'égard de la moitié négative de l'appareil générateur; car la moitié positive, à laquelle l'initiative appartient, se complète toujours.

Ici, la question doit se partager nettement en ses deux résultats : l'un immédiat, périodique, régulier, essentiel au mariage : la satisfaction du besoin personnel ou l'obtention du spasme génésique chez la femme; l'autre médiat, éloigné, en dehors et au-dessus des faits régis par la volonté : la conception.

L'exercice du sens ayant pour résultat l'accomplissement normal et complet du besoin fonctionnel en l'état de mariage, est nécessaire à la santé d'abord, et essentiel à la fusion et au bonheur commun.

Il n'existe pas de femme sans besoin; il n'existe pas de femme privée de sens; il n'en existe pas d'impuissantes au spasme génésique.

Mais, en revanche, il existe un nombre immense d'ignorants, d'égoïstes, de brutaux, qui ne se donnent pas la peine d'étudier l'instrument que Dieu leur a confié, ou qui ne se doutent pas qu'il est nécessaire de l'étudier pour en tirer les moindres accords.

N'est-il pas étrange que nous ayons des chefs de cuisine, des parfumeurs émérites, des professeurs d'optique, des maîtres de musique; que nous étudiions, suivant des lois mathématiques ou sur des principes scientifiques, tout ce qui concerne les muscles, le goût, l'odorat, la vue et l'ouïe, et que nous abandonnions l'exercice du sens dominateur de l'existence humaine dans sa création, dans son cours et dans sa dernière fin, aux seuls instincts égarés par les lazzis, les chansons, les comédies, les romans, les images obscènes, et la tradition des courtisanes et des débauchés ?

Le plus grand privilége du genre humain, dans sa liberté spirituelle, c'est le pouvoir d'élever son intelligence à la création et à la culture des sciences et des arts.

Chacun des sens de l'homme est devenu la base d'une science et d'un art dont les progrès ont suivi, d'âge en âge, les progrès de l'esprit humain.

Le sens générateur seul, le plus puissant et le plus redoutable de tous pour le bien et pour le mal, pour le bonheur ou pour le malheur de l'humanité, est resté seul sans enseignement scientifique, sans principes artistiques, sans analyse technique ; il est resté, à peu de chose près, ce qu'il est chez les animaux, sans tradition et sans perfection.

SIXIÈME MÉDITATION

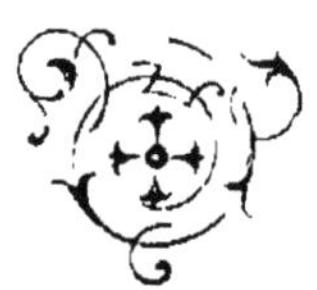

SIXIÈME MÉDITATION

LES INSTRUMENTS DE L'AMOUR EXPÉRIMENTAL

La science et l'art de la génération sont, par l'anatomie, la physiologie et l'hygiène, dans le ressort exclusif de la médecine.

Leur délaissement ne peut s'expliquer que par la pruderie intéressée des praticiens vulgaires. J'aborde donc hardiment le programme posé par Ambroise Paré.

Les organes principaux de la moitié négative de l'appareil générateur sont :

1° Le vagin, canal de la fonction commune ;

2° Le clitoris, siége spécial du sens de la femme.

Le canal vaginal n'est point l'organe sensorial. En s'ouvrant aux efforts et en subissant les frottements du pénis, prolongement de l'appareil et siége du sens positif, le canal vaginal, dis-je, peut concourir à l'exaltation de la sensation, déjà très développée, et déterminer le spasme génésique tout prêt à s'accomplir sous d'autres excitations; mais seul et primitivement, il n'est qu'un accessoire.

L'entrée du canal est resserrée, — à moins que le sens n'ait parlé d'abord, — abaissée en arrière, comme pour échapper à l'action du pénis, dont l'introduction, en ce moment, a tous les caractères d'une obscénité et même d'une violence.

Si, au contraire, l'appétit naturel venant de l'abstinence et du besoin fonctionnel, ou bien si les excitations des organes accessoires, et surtout du clitoris, ont éveillé, exalté le sens au point de l'approcher du spasme génésique, le vagin se porte en avant et s'entr'ouvre par une espèce de mouvement érectile; — il reçoit et favorise l'introduction du pénis, dont l'état d'excitation ajoute à l'exaltation thermo-électrique de l'appareil négatif et peut déterminer, par des mouvements ménagés, la production définitive du spasme chez la femme en même temps que chez l'homme.

Il arrive souvent, au contraire,

que l'introduction intempestive ou brutale du pénis éteint le sens et détruit toute disposition au spasme.

Si donc le canal vaginal est la voie nécessaire à la fécondation, il ne concourt à l'exercice du sens négatif que comme excitant complémentaire.

Mais comme il est l'excitant principal du sens positif, le mâle s'y porte immédiatement, s'y satisfait, et abandonne ordinairement la femelle, dont la fonction reste suspendue et inaccomplie; — qu'emporté par un amour réel et le désir sincère d'amener la volupté chez sa compagne, le mâle répète dix fois de suite sa propre satisfaction, il s'épuisera en vains efforts, ruinera sa santé sans résultat et constituera deux malades au lieu d'un.

Aussi la théologie — en vue de la conception, il est vrai, plutôt qu'en vue de la satisfaction des sens — autorise-t-elle l'épouse à compléter elle-même la fonction, c'est-à-dire à se donner le spasme génésique.

Proh pudor! la loi religieuse est obligée de pourvoir à l'ignorance ou à l'abandon brutal de l'époux.

Le clitoris est le seul siége du

sens et du spasme génésique chez la femme. Analogue au pénis de l'homme, il entre en érection comme cet organe et se flétrit comme lui lorsque le spasme est accompli.

Ses dimensions sont si petites, surtout lorsqu'il n'est pas excité, qu'il échappe à la connaissance de la plupart des hommes.

Il est placé en haut et en avant de la vulve, sous deux petites lèvres, à la commissure supérieure des grandes lèvres, tout près et au-dessous du pénil ou Mont de Vénus, comme serait un bouton de violette caché sous les feuilles supérieures.

Ainsi disposé, le clitoris est le plus souvent à deux ou trois centimètres du canal vaginal. L'introduction de l'organe mâle dans ce canal a donc rarement une action directe sur lui. L'appareil positif ne touche le clitoris que par le contact complet et le frottement extérieur des deux surfaces sous-pubiennes.

Lorsque le clitoris est excité et disposé à la sensation et au spasme génésique, il se reconnaît au toucher et se présente sous l'extrémité du doigt comme une petite corde raide, terminée par un petit renflement sphérique.

La tension du clitoris s'accompagne de l'élévation érectile du pénil, des grandes et petites lèvres, et de l'entrée du canal vaginal.

Avec lui les organes qui l'entourent s'épanouissent et se portent en avant et en haut, d'une façon sensible à l'œil et au toucher.

C'est à ce moment que des frictions délicatement exercées le long du clitoris déterminent, à coup sûr, le spasme génésique; c'est à ce moment aussi que l'appareil positif peut et doit — comme le dit Ambroise Paré — faire ses approches, car c'est à ce moment seul que l'appareil négatif le désire et l'appelle avec ardeur.

Lorsque l'appareil négatif n'est pas éveillé, soit par le besoin naturel, soit par une stimulation artificielle, ou bien lorsqu'il vient d'éprouver le spasme génésique, tous les organes qui le constituent sont mous et tombants.

Ils ne représentent qu'un ensemble de muqueuses rapprochées et sans consistance.

Tout contact direct, même du clitoris, toute tentative de coït, y exerce une sensation pénible, une répulsion instinctive, un sentiment de dégoût et d'aversion.

Tout homme, tout époux qui procède dans l'ignorance de ces dispositions, est ridicule et méprisable.

Tout homme, tout époux qui, les connaissant, ose les braver, commet un attentat à la pudeur.

Toute femme qui, sans amour, sans désir, sans besoin, provoque les instincts de l'homme, est une prostituée.

Toute épouse *incomprise* qui sert passivement d'instrument fonctionnel à son époux, est à la fois sainte et martyre; mais son époux demeure un égoïste ou un sot.

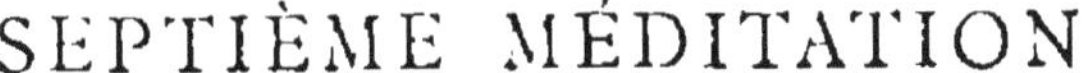

SEPTIÈME MÉDITATION

SEPTIÈME MÉDITATION

RÈGLES A SUIVRE DANS L'ART DE FAIRE L'AMOUR

L'appareil positif et l'appareil négatif sont intimement liés à l'organisation tout entière par l'innervation, la circulation et la digestion.

Tous les sens, la vue, l'ouïe, l'odorat, le toucher surtout, concourent à leur excitation sensitive et fonctionnelle.

Le repos, l'exercice, l'état de veille ou de sommeil, les joies, les chagrins, la peur, la bonne ou la mauvaise fortune, en un mot, tout ce qui constitue la vie humaine, matière et corps, esprit et âme, a son retentissement génésiaque, en bien ou en mal.

La fonction génératrice est à la fois la cause et l'effet du genre humain. Elle est en rapport avec tout ce qui touche l'humanité.

Mais relativement à l'acte génésiaque, certains organes accessoires concourent plus immédiatement à son excitation.

Pour le mâle, les excitants directs accessoires résident surtout dans le toucher et dans le contact des muqueuses.

Pour la femelle, une puissance extraordinaire d'excitation, une cause presque déterminante du spasme génésique, résident dans les mamelles et surtout dans la titillation et la succion des mamelons.

Cette dernière impression détermine constamment l'érection du clitoris, et la friction de ce dernier organe, simultanée à la succion ou à la friction du mamelon, amène nécessairement le spasme génésique de tout organe négatif.

Rarement le contact des muqueuses labiales et buccales, quoique très excitant, peut produire un pareil résultat.

Dans l'état de besoins et de désirs, les lèvres de la femme sont fermes et vibrantes, les seins sont gonflés et les mamelons en érection.

L'époux intelligent ne peut se tromper à ces signes. S'ils n'existent pas, il doit les provoquer par ses baisers et ses caresses, et si, malgré ses excitations délicates et tendres, les lèvres demeurent sans chaleur, les seins sans gonflement, et surtout si les mamelons sont agacés désagréablement par une légère succion, il doit arrêter ses transports et s'abstenir de tout contact des organes de la génération, car il les trouverait infailliblement dans un état d'épuisement et disposés à la répulsion.

Si, au contraire, les organes accessoires sont animés, et se sont animés sous ses tendresses, sans les suspendre, il étendra ces dernières aux organes générateurs, et surtout au clitoris, qu'un toucher délicat trouvera plein d'appétit et d'ardeur.

HUITIÈME MEDITATION

HUITIÈME MÉDITATION

LES SYMPHONIES CONJUGALES DE L'AMOUR

Les données générales et spéciales de la méditation précédente doivent suffire à diriger l'époux dans l'étude assidue et dévouée qu'il doit faire de l'épouse que Dieu lui a confiée.

C'est à l'époux de la comprendre et de former avec elle des symphonies qui la ravissent et lui méritent sa confiance, sa tendresse et son renoncement absolu.

C'est ce qu'il obtiendra toujours en donnant une satisfaction normale et complète à son sens et à son besoin fonctionnel.

La tâche de l'époux est facile à remplir, car la femme est toujours moins ardente et plus faible que l'homme.

L'opinion et les apparences contraires viennent de ce que, le plus souvent, la fonction sensoriale reste inachevée chez la première. On conçoit alors qu'elle semble infatigable et insatiable, malgré les efforts réitérés et épuisants de ce dernier.

La meilleure condition du mariage pour l'époux est, sans contredit, dans la confiance qu'il a su inspirer à sa jeune épouse, et dans l'amour qu'il a éveillé dans son cœur avant toute union physique.

Mais s'il n'a pas les avantages de ces prédispositions, il lui reste le pouvoir de l'art et de la science. S'il l'applique avec délicatesse, avec bienveillance surtout, il obtiendra infailliblement la tendresse et la confiance conjugales.

La lune de miel n'est point une chimère. C'est un temps d'ivresse sans limites, donné par la nature aux époux pour se comprendre et s'accorder sur la satisfaction normale et complète des besoins et du sens génésiaque.

Si dans ce délai de tendres études l'époux a compris sa jeune épouse, s'il lui donne les bonheurs ineffables, rêves de l'adolescence, il en est à jamais aimé, il en est le maitre et souverain seigneur.

S'il ne l'a pas comprise, il se fatigue et s'épuise en vains efforts. Il sent qu'il n'atteint aucun but final, aucun temps de repos.

Il classe sa femme parmi les indifférentes et les froides. Il sera son époux par devoir et pour devenir père. Il prendra ailleurs ses plaisirs, car l'homme est sans cesse à la poursuite de la femme qui éprouve le spasme génésique.

La volupté, cette sensation de combinaison binaire, a cela de particulier qu'elle a plus d'attrait dans le négatif pour le positif et réciproquement. Aussi la recherche inintelligente et vague d'une moitié qui s'accorde en ce délirant final est-elle la cause principale de toutes les dissolutions conjugales.

L'homme ressemble, en ce cas, à un mauvais ménétrier qui change de violon, espérant qu'un nouvel instrument lui donnera l'air qu'il ne sait pas jouer.

NEUVIÈME MÉDITATION

NEUVIÈME MÉDITATION

L'ÉPOUSE INCOMPRISE ET LE MARI BATTU

L'épouse incomprise, provoquée sans cesse dans son désir, dans son sens et dans son besoin, qui sont toujours excités sans être être jamais satisfaits, commence à voir, sans le comprendre, que le mariage ne répond point à ses aspirations et à ses rêves de jeune fille.

Elle arrive bientôt au dégoût et à la douleur. L'impatience la gagne et son caractère s'aigrit, si elle est vive et ardente. Elle devient triste et ennuyée, si elle est douce et calme.

Dans tous les cas, ses idées cessent d'être convergentes. Elles reprennent la disposition et l'excentricité du célibat, au grand étonnement de l'époux ignorant et satisfait.

L'opinion publique, partout où la femme est comptée pour ce qu'elle vaut, c'est-à-dire juste la moitié du genre humain, — précisément autant que l'homme, ni plus, ni moins, — l'opinion publique a voué et voue encore au ridicule l'époux dont l'épouse est infidèle. Dans l'immense majorité des cas, il y a là bonne justice : *Vox populi, vox Dei*.

Cette justice a été plus loin. Elle a fondé des charivaris contre les maris *battus* par leurs femmes.

Jamais une femme ne *battra* le mari qui l'a comprise, c'est-à-dire qui donne à ses besoins génésiques une satisfaction normale et complète.

Aux yeux du peuple, un mari *battu* est un homme impuissant.

En effet, dans la combinaison définitive et indissoluble de l'homme et de la femme, l'élément positif, l'époux, a l'initiative et la responsabilité de la vie conjugale.

Il est le ménétrier qui produira l'harmonie ou la cacophonie par ses mains ou par son archet. La femme, au point de vue génésiaque, est véritablement l'instrument à quatre ou cinq cordes, qui rendra des sons harmonieux ou discordants, suivant qu'elle sera bien ou mal traitée.

DIXIÈME MÉDITATION

DIXIÈME MÉDITATION

HYGIÈNE PHYSIQUE ET MORALE DE L'AMOUR

La morale et la religion, non plus que la physiologie, n'exigent pas que l'époux soit un artiste consommé. Mais elles prétendent qu'il sache au moins exécuter le thème essentiel et fondamental.

« C'est toujours la même chose,

disait une spirituelle actrice, Virginie Déjazet, mais ça fait toujours plaisir. »

Cet excellent philosophe en jupons aurait pu ajouter : « Et, d'ailleurs, c'est nécessaire à la santé. »

Oui, l'exercice du sens génésiaque et sa complète satisfaction sont un besoin, une nécessité fonctionnelle, indispensables à l'homme femelle comme à l'homme mâle, dans l'état de mariage, indépendamment de la fonction génératrice.

Je dis dans l'état de mariage, parce que dans le célibat absolu, soit de vocation, soit par empêchement permanent, l'appétit n'étant ni éveillé, ni excité, ni satisfait, les organes générateurs s'atrophient ou tombent dans un état de léthargie très compatible avec la santé, surtout si l'explosion de la puberté a été vaincue et s'est passée sans effet fonctionnel.

Mais quand on lui a donné sa direction naturelle, soit de fait, soit par des aspirations au mariage, l'exercice régulier et normal du sens génésiaque devient un besoin fonctionnel essentiel à la liberté du cerveau, à la paix du cœur, à la santé du corps.

Le retour périodique de ce besoin, s'il est satisfait par le spasme génésiaque complet, est à peine de trois jours en trois jours, pour les constitutions négatives les plus nombreuses.

Les désirs sont plus vifs et le spasme plus facile à déterminer dans les huit jours qui suivent l'époque menstruelle.

Ils sont bien moins prononcés, ils sont parfois nuls dans la semaine qui précède cette époque.

La menstruation, bien qu'elle soit en effet l'excrétion des ovules au milieu d'une hémorragie naturelle, n'en reste pas moins une fonction réservée à l'isolement de la femme et à l'abstinence de l'homme.

Toute poésie à cet égard es fausse et ridicule.

Mais, pendant ce temps, l'époux doit être plein de délicates attentions pour l'épouse.

Il s'interdira tout rapprochement avec elle, en évitant tout commerce compensateur avec d'autres femmes.

Il doit conserver toute sa force et apporter, à la fin de l'évolution sanguine, l'intégrale virginité d'une vigueur bien reposée.

En procédant autrement, il fait une sottise et commet une imprudence.

ONZIÈME MÉDITATION

ONZIÈME MÉDITATION

LA FÉCONDATION DE L'ÉPOUSE

Bien que la satisfation du besoin fonctionnel par la production du spasme génésique soit l'acte périodique le plus fondamental et le plus essentiel à l'harmonie et à la santé conjugales, la fécondation de la femme et la production des enfants n'en restent pas moins l'objet final le plus important et le plus nécessaire pour le genre humain.

Le spasme génésique joue encore ici le premier rôle.

Dans la moitié positive de l'appareil générateur, du côté de l'époux, il est évident que sans la production du spasme génésique la fécondation ne pourrait jamais avoir lieu, puisque le fluide vivant, le sperme, n'est lancé que par le spasme génésique.

Si l'évidence n'est pas la même du côté de la femme, si l'apparei négatif permet la fécondation sans qu'il éprouve lui-même le spasme génésique, souvent aussi cette absence du spasme s'oppose à toute fécondation et constitue une cause physiologique de stérilité.

On devrait pouvoir dire en physiologie expérimentale :

Sans spasme positif, point d'émission de liqueur fécondante ;

Sans spasme négatif, point d'absorption ;

Dans l'un et l'autre cas : pas de fécondation.

Malheureusement, par une déplorable facilité à la conception, l'exception serait plus générale que la règle.

Je dis *malheureusement*, parce que la perfection du produit est sous la dépendance directe de la perfection de la fonction qui l'engendre. Or, la première et la plus grande perfection de la génération, c'est d'être normale et complète dans la production du spasme génésique chez les deux moitiés de son appareil.

Pour engendrer, il faut choisir les meilleures dispositions du corps et de l'esprit et les meilleures circonstances de temps et de lieu, parce que le germe commence et développe sa vie sous l'influence synergique de l'état actuel, moral et physique de ses parents.

On doit admettre, à plus forte raison, l'influence de la synergie du spasme génésique sur la vigueur physique et morale de l'enfant produit.

L'époque la plus favorable à la conception est le septénaire qui suit la menstruation.

Les meilleures dispositions sont le besoin et l'appétit des deux moitiés de l'appareil préparés par la continence.

Les conditions nécessaires sont dans le spasme positif et négatif simultanés, et à défaut de simultanéité, dans le spasme de la femme provoqué le plus tôt possible après celui de l'homme.

On conçoit sans peine la nécessité de cette succession, puisque le spasme négatif a pour objet l'absorption et l'assimilation du produit du spasme positif.

Cette pratique physiologique, indispensable parfois à la conception, n'est ni comprise ni appliquée, et cette ignorance ou négligence est la seule cause des neuf dixièmes des stérilités.

DOUZIÈME MÉDITATION

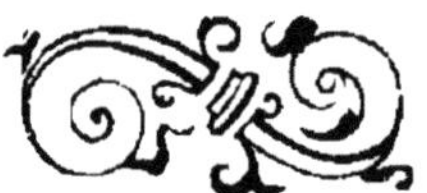

DOUZIÈME MÉDITATION

LES DEVOIRS PHYSIOLOGIQUES DE L'ÉPOUX

Si l'époux aime sa moitié et qu'il tienne à lui faire accomplir sa fonction sensoriale, il aura tout le dévouement et toute l'ardeur nécessaires pour lui faire éprouver le spasme génésique complet, avant sa propre satisfaction.

Mais s'il se satisfait d'abord, la prostration dont il se sent atteint ne lui laisse ni l'envie ni la force de s'occuper ultérieurement de l'appareil négatif.

Il faut donc qu'un époux qui veut devenir père dans le cas de conception difficile, — et ces cas appartiennent aux épouses les plus parfaites et les plus finement constituées, — il faut, dis-je, que l'époux ait assez de volonté sur lui-même pour surmonter sa défaillance, après avoir introduit le sperme, et s'appliquer à déterminer aussitôt le spasme génésique dans l'appareil négatif.

Si, au contraire, l'époux n'a pas en vue la paternité, la production du spasme négatif avant celle du spasme positif répond parfaitement aux besoins fonctionnels et à la santé du corps et de l'esprit.

Mais il ne doit jamais oublier que la femme a autant de droit que lui aux sensations voluptueuses de l'amour, et que c'est par là qu'il sauvegarde la chasteté du foyer.

Ainsi l'amour conjugal et la génération sont constitués par un double appareil sensorial et fonctionnel, base d'une science et d'un art qu'il convient à la médecine de connaître et d'enseigner aux maris, dans l'intérêt des ménages, des familles et de la société tout entière.

NOTICE BIOGRAPHIQUE

SUR

LE Dr JULES GUYOT

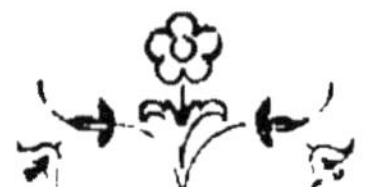

NOTICE BIOGRAPHIQUE

SUR

LE Dr JULES GUYOT

Nous avons pensé que la lecture du *Bréviaire de l'amour expérimental* inspirerait le désir de connaître la vie de son auteur. La notice biographique suivante, que nous empruntons, avec l'obligeante autorisation de M. Georges Masson, à la seconde édition posthume de l'*Étude des vignobles de France*, a été composée par le commandant Coignet, le compagnon assidu des dernières années du docteur Jules Guyot. Elle marque bien la place qui appartient à ce savant aux idées fécondes dans le souvenir des hommes; elle expose fidèlement les services qu'il a rendus et les œuvres qui feront briller sa mémoire au delà du tombeau.

Le docteur Jules Guyot, né à Gyé-sur-Seine (Aube) le 17 mai 1807, commença ses études au collège de Troyes et les termina à Paris, où il vint en 1826.

L'ardeur de ses recherches scientifiques, l'activité prodigieuse qu'il leur consacrait, le préservèrent pendant quatre ans de toute préoccupation politique; mais en 1830 il prit part à la révolution et il fut élu par ses condisciples étudiants en médecine, membre de la Commission des récompenses nationales.

Après les journées de Février 1831, il fut arrêté et resta six semaines à Sainte-Pélagie. Ce fut dans cette retraite qu'il rédigea en grande partie ses *Éléments de physique générale.* Dans cet ouvrage, qu'il publia en 1832, il établit que le mouvement est la seule propriété de la matière, et que la chaleur, la lumière, le son et l'électricité ont le même principe.

Il fut reçu docteur en 1833.

En 1835, il publia une brochure sur *les mouvements de l'air et les pressions de l'air en mouvement.* Cette découverte des attractions, répulsions et directions des vibrations sonores, est restée à peu près inconnue jusqu'au jour de sa mort, où justice lui a été rendue, ainsi que l'a signalé M. J.-A. Barral dans sa chronique du *Journal de l'agriculture* du 27 avril 1872.

En 1837, il présenta à l'Académie des sciences un mémoire sur la révision des calculs de l'aplatissement de la terre et sur le fil à plomb, avec le résultat des expériences faites par lui au Panthéon. Des commissaires furent nommés, mais, par la faute de François Arago, le rapport ne fut pas rédigé, et le mémoire manuscrit est aux archives de l'Institut de France.

Ayant, en 1830, fait partie de l'artillerie parisienne, il étudia sérieusement la construction des armes à feu, et créa un nouveau modèle de canon, se chargeant par la culasse ; mais, malgré des essais très concluants, il fut refusé par le Comité d'artillerie, probablement parce qu'il était présenté par un homme étranger aux corps spéciaux. Le docteur Jules Guyot le regretta vivement, surtout lorsqu'il le vit adopté presque sans modification par les Prussiens, qui en firent le terrible usage que l'on sait contre nos armées.

L'étude des composés résineux et de leurs transformations lui permit d'inventer un liquide d'éclairage, qu'il nomma *hydrogène liquide*. Il l'appliqua heureusement à la télégraphie aérienne, et créa ainsi le télégraphe de nuit sans changer le mécanisme ni les signaux de Chappe.

En 1840, il publia son *Traité de la télégraphie* ; mais l'application de l'électricité à la télégraphie rendit inutile ces travaux.

Il s'occupa, en 1843, de locomotives, et en créa une à trois pistons. Son système de construction fut adopté par la Commission supérieure des chemins de fer, sur le rapport de M. Le Chatellier.

En 1845, à l'Exposition universelle, il exposa un modèle de ponts à formes rectangulaires cellulaires, réduit au vingtième et occupant deux mètres de corde entre les culées. De ses divers travaux sur la force de résistance des matériaux, plusieurs applications ont été déduites, entre autres les ponts de Couway et de Menai.

En 1844, il se lia avec un négociant en vins de Champagne, qui lui proposa de consacrer ses connaissances et son activité au progrès de la manutention des vins mousseux et de ses établissements industriels et ruraux. Le docteur Jules Guyot éclaira à la lumière du jour, par des puits verticaux et des réflecteurs, les plus grandes caves de la Champagne.

En 1848, il fut choisi par le Corps

médical du département de la Seine comme premier candidat à l'Assemblée nationale. Il fit paraître, en 1849, ses *Institutions républiaines*.

Après cette publication, il reprit et étendit sur une grande échelle, dans la Marne, ses travaux d'agriculture, d'horticulture, de viticulture et surtout de vinification. Il eut l'occasion, pendant douze ans, d'employer et de diriger de nombreux ouvriers de tous métiers, et il apprit à connaître ainsi à fond les ouvriers ruraux et industriels, et à les placer, dans son estime et dans ses affections, aussi haut qu'aucune classe de la société.

Ses nombreux travaux lui valurent

des récompenses publiques et de précieuses relations avec les ingénieurs, les agriculteurs et les viticulteurs; relations qui se joignirent avec ses liaisons les plus chères, avec la science et les savants, avec la médecine et les médecins de Paris.

Mais cette laborieuse existence fut interrompue par des manœuvres commerciales et industrielles contre lesquelles il ne s'était ni exercé ni prémuni.

C'est à la fin de 1857 qu'après avoir rompu avec son associé, le docteur Jules Guyot rentra à Paris, où ses confrères le nommèrent membre de la Commission administrative de l'Association générale des médecins de France.

Il fit, en 1858, une série d'articles viticoles qui parurent daus le *Journal d'agriculture pratique*, appartenant alors à Alexandre Bixio et dirigé par M. J.-A. Barral. En 1860, il réunit ces articles en un volume qu'il intitula : *Culture de la vigne et vinification*. Ce livre reçut du public le plus brillant accueil, et, cette même année, le docteur Jules Guyot fut nommé chevalier de la Légion d'honneur.

Cette publication et la connaissance de quelques-unes de ses œuvres dans la Marne excitèrent l'intérêt du prince Napoléon, et, sur son insistance, M. Rouher, alors ministre de l'agriculture, confia au docteur Jules Guyot la mission d'étudier les vignobles de France et d'y propager les meilleures méthodes de viticulture et de vinification.

De 1861 à 1867, c'est-à-dire en six ans, il parcourut 71 départements viticoles et étudia non seulement leur viticulture et leur vinification, mais leur agriculture comparée, leurs travaux, leurs besoins, leurs mœurs, leur vie. Il faisait au ministre de nombreux rapports qui furent imprimés par l'Imprimerie impériale.

Vers la fin de 1866, brisé sous le poids de la tâche qu'il accomplissait avec la précipitation et l'ardeur d'un homme qui veut achever son œuvre avant sa propre fin, il put encore, au prix d'héroïques efforts, coordonner tous ses Rapports, et faire paraître en 1868 ses *Études sur les vignobles de France, pour servir à l'enseignement mutuel de la viticulture et de la vinification françaises.*

Quoique souffrant cruellement déjà au moment de l'*Exposition universelle de 1867*, il avait néanmoins fait partie du jury dans la section de viticulture, et s'était acquitté de cette mission avec son activité ordinaire. C'est à cette époque qu'il fut nommé officier de la Légion d'honneur.

Il consacra, en 1869, ce qui lui restait de forces à faire connaître, dans son livre *Les paradoxes de 1789 et les vrais principes sociaux,* qu'il publia au commencement de 1870, le résultat de ses observations économiques, sociales, politiques et religieuses.

Au mois d'août 1870, il fut chassé, par l'invasion, de son habitation de Puteaux, située au pied du Mont-Valérien, et se réfugia à Chartres. Il y publia en 1871 une *Étude analytique et comparée de la monarchie dynastique et de la démocratie.*

Après la guerre, le docteur Jules Guyot désirant revoir les vignes, objet de ses prédilections, accepta l'hospitalité pleine de cordialité que lui offrirent, au château de Savigny-lès-Beaune, M. le comte de la Loyère et sa famille.

C'est de Savigny que sont signés ses derniers articles d'économie politique, insérés dans la *Gazette des campagnes*.

Deux terribles accès de fièvre, coupés incomplètement et à grand'peine, l'ont frappé à mort. Sa science médicale ne lui a pas laissé le moindre doute, et il a fait noblement son sacrifice.

Pendant qu'autour de lui on espérait encore, il n'a plus pensé qu'à la vie future : il a mis son espérance en la bonté de Dieu. Puis le dimanche 31 mars 1872, presque sans transition, il s'est éteint, la main dans celle de sa femme, qui, après avoir été la compagne de ses travaux, fut sa plus tendre garde-malade.

Elle a eu la triste consolation de lui fermer les yeux et de demeurer près du modeste monument que ses amis ont élevé à sa mémoire.

Ainsi s'est terminée cette vie, consacrée, même dans ses phases les plus diverses, à un but unique : la recherche de la vérité.

Personne n'a eu une existence plus active, plus mêlée aux aspirations de notre époque. Il a touché à tout, il a pensé à tout, excepté à lui et aux siens, auxquels, au lieu de fortune, il a laissé le nom le plus honorable et la gloire la plus pure.

Nous devons ajouter à la nomenclature qui vient d'être donnée des publications du docteur Jules Guyot, le traité qu'il a composé, en 1840, sur *l'Incubation et son influence thérapeutique*, ainsi qu'un *Essai sur la théorie de l'enseignement*, qu'il a présenté, en 1857, à l'Académie de Reims. Ce dernier travail devait faire partie d'un vaste ouvrage qu'il méditait sur la physiologie du genre humain, et dont le *Bréviaire de l'amour expérimental* est resté un des chapitres inédits. Il voulait aborder dans cette grande entreprise, qui eût été certainement le digne pendant de sa magistrale *Étude des vignobles de France*, les plus difficiles problèmes de la vie sociale et naturelle des peuples. Il aurait pu y laisser une libre carrière à sa vive imagination, à ses aspirations vers la plus haute philosophie, à la passion du vrai et du bien où son âme ardente et généreuse le poussait sans cesse. Une mort prématurée a ravi aux progrès de l'esprit humain une œuvre originale, qui eût été un monument.

Nous avons connu le docteur Jules Guyot au début de notre carrière. C'était un apôtre infatigable de tous les progrès, un professeur de toutes les bonnes doctrines. Il avait la parole chaude, imagée, enthousiaste. Quand il se croyait en présence d'une erreur ou d'une injustice, il ne savait pas se contenir.

Nous conservons comme des titres d'honneur les pages pleines de témoignages d'affection que tant de fois il a écrites à notre famille. Nous éprouvons une glorieuse satisfaction d'avoir fait publier le petit chef-d'œuvre physiologique qu'on vient de lire.

LEXIQUE DU BRÉVIAIRE

DE

L'AMOUR EXPÉRIMENTAL

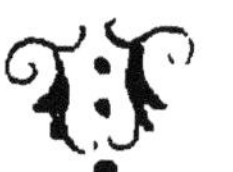

LEXIQUE

Ce lexique contient, par ordre alphabétique, les mots spéciaux employés dans le *Bréviaire de l'amour expérimental*, et donne seulement l'acception dans laquelle ces termes sont employés. Il contient aussi une courte notice sur les personnages cités.

AMOUR EXPÉRIMENTAL. — Appétit sexuel. C'est l'ensemble des phénomènes cérébraux et des fonctions physiologiques qui constituent l'instinct de la reproduction, et qu'on n'arrive à bien connaître que par l'expérimentation. Elle seule peut fournir les notions indispensables à la bonne pratique du mécanisme de l'appareil générateur.

ANATOMIE. — Mot venant du grec qui veut dire couper à travers, proprement : dissection. C'est l'étude du nombre, des formes, de la situation, de la structure, en un mot, de tous les caractères apparents des corps organisés, à l'état de repos. L'anatomie a pour but la connaissance de leur constitution.

ANTAGONISTE. — Se dit de toute puissance morale ou physique qui est en opposition avec une autre.

Appareil générateur. — Assemblage des organes de la génération qui par leur disposition réciproque et leur agencement constituent un tout coordonné dont l'action a un résultat unique.

Atome. — Partie constituante et irréductible d'un tout qui est simple ou multiple. Dans l'exemple donné par le docteur Jules Guyot, le genre humain est formé d'atomes ternaires qui se décomposent en atome positif ou le père, en atome négatif ou la mère, en atome neutre ou l'enfant. Dans la suite de l'ouvrage, quand l'auteur dit, par abréviation, le *positif*, le *négatif*, il sous-entend toujours le mot *atome*.

BATTU. — Mari battu. Euphémisme qui veut dire mari cocu. Adoucissement d'expression qui n'aurait pas l'approbation de Molière.

BRÉVIAIRE. Le préfixe vient du latin *brevis*, qui veut dire court. Cette expression s'applique à tout ouvrage dont il est utile de faire une lecture répétée et suivie. *Horace* est le Bréviaire des hommes de lettres. *Claude Bernard* est le Bréviaire des physiologistes. *L'Amour expérimental* est le Bréviaire des fiancés et des maris.

CLITORIS. — Organe allongé et caverneux de la femme, de même structure que la verge de l'homme.

COÏT. — Union des sexes pour la génération. Ses synonymes en médecine légale sont cohabitation et copulation.

CONCEPTION. — Action d'ordre organique de laquelle résulte, par suite du coït, un nouvel être qui se produit dans le sein d'une femelle d'animal. Le moment de la conception est celui de la fécondation.

DÉJAZET. — Pauline-Virginie Déjazet, célèbre actrice née à Paris le 30 août 1797, morte dans la même ville le 1er décembre 1875. Pendant plus de 67 ans elle a incarné sur la scène la véritable chanson française, avec ses refrains malicieux, avec cette finesse des sous-entendus que notre génie gaulois a su seul créer et comprendre. Femme de cœur et d'esprit, la meilleure des femmes de son temps, de tous les talents supérieurs, c'est le sien qui avait vraiment le caractère le plus exclusivement national. Quelques-unes de ses bonnes actions ont suffi à sanctifier la légèreté de sa vie.

Entité reproductrice. — Mot dérivé du latin *ens* qui veut dire *être*. Terme technique de l'ancienne école qui exprime l'essence de quelque chose et qu'on emploie parfois en médecine pour indiquer ce qui constitue un être ou une maladie.

Éréthisme. — Excitation, irritation des fibres, des tissus, des nerfs, des muscles. Ce mot vient du grec.

EXALTATION THERMO-ÉLECTRIQUE. — Augmentation démesurée, poussée jusqu'à la chaleur produite par l'électricité, de l'action des organes générateurs.

EXCRÉTION. — Action par laquelle certains organes, qui remplissent l'office de réservoir, rejettent au dehors les matières liquides ou solides qu'ils contiennent. Il n'est pas synonyme de sécrétion, qui désigne l'acte par lequel les organes de l'économie produisent ces mêmes matières.

EXPÉRIMENTATION. — Art de solliciter la production des faits qu'on veut observer. C'est à tort que, dans le langage vulgaire, on donne à l'expérimentation le nom d'expérience; car celle-là n'est qu'un moyen de parfaire ou de contrôler celle-ci. L'observation ne procure que les notions qui se présentent d'elles-mêmes. L'expérimentation seule interroge la nature et la force à parler.

M. Pasteur, dans son très remarquable discours de réception à l'Académie française, l'appelle admirable et souveraine méthode, méthode merveilleuse dont on peut dire, avec vérité, non qu'elle suffit à tout, mais qu'elle trompe rarement, et ceux-là seulement qui s'en servent mal.

FÉCONDATION. — Acte effectué en commun par les appareils générateurs positif et négatif, et qui est une conséquence habituelle de la pénétration d'un ovule féminin par le sperme du mâle.

Génésiaque. — Génésique. — On dit acte *génésiaque*, fonction *génésiaque ;* sens *génésique*, spasme *génésique*. On entend par genèse le mode de naissance ; par génésiaque ce qui a rapport aux fonctions, et par génésique ce qui touche aux organes de la génération.

Hygiène. — Mot grec qui veut dire sain. Partie de la médecine qui traite des règles à suivre pour conserver la santé. L'hygiène est devenue une science.

Influence synergique. — Action simultanée de plusieurs organes concourant à l'accomplissement régulière d'une fonction. Le mot synergie vient du grec et veut dire travail fait avec ensemble.

LEXIQUE. — Expression d'origine grecque qui veut dire réunion de mots.

LOI RELIGIEUSE. — Ensemble de préceptes enseignés par les cultes religieux autorisés par l'État.

LOMBES. — Parties de l'abdomen situées sur les côtés de la région ombilicale, l'une à droite, l'autre à gauche.

MÉDECINE. — Expression d'origine latine et qui veut dire guérir. Selon Claude Bernard, c'est un art et une science. Elle a pour but la conservation de la santé et la guérison des maladies.

MÉDITATION. — Écrit sur un sujet

qui demande à l'esprit une application répétée.

MUQUEUSE. — Nom donné aux membranes qui tapissent la face interne de tous les organes creux communiquant avec l'extérieur par les diverses ouvertures du corps.

OVULES. — Ce sont les produits des organes génitaux femelles. Ils proviennent de l'ovaire et produisent l'embryon après la fécondité. Il ne faut pas confondre œufs et ovules. Tous les animaux ont des ovules, mais tous n'ont pas des œufs.

PARÉ. — Ambroise Paré est né à à Laval vers 1517. Il est mort à Paris le 20 décembre 1590. Successivement chirurgien à l'armée du maréchal Montejean, du vicomte de Rohan, du duc de Guise, de M. de Vendôme, il eut de nombreuses occasions d'exercer son art, fit d'intéressantes observations, et se signala par sa grande habileté. Il devint chirurgien ordinaire de Henri II en 1552, de François II, de Charles IX, en 1562, de Henri III en 1574. Lors du massacre de la Saint-Barthélemy, Charles IX ne voulut sauver aucun calviniste, assure Brantôme, sinon Ambroise Paré, son premier chirurgien et « *le premier de la chrestienté* ».

Ambroise Paré a porté une réforme complète dans la pratique de la haute chirurgie militaire. C'est à bon droit qu'on l'a nommé le Père de la chirurgie moderne. La découverte qui a immortalisé son nom est celle de la ligature des artères substituée à la cautérisation au fer rouge, après l'amputation des membres.

Il a éclairé de sa lumineuse investigation et de ses expériences multiples une foule de questions d'anatomie, de physiologie et de thérapeutique. Le passage cité dans la seconde méditation est extrait de son livre publié en 1573, à Paris, sur « *la génération de l'homme d'après les anciens et modernes* ». Il atteste un grand sens d'observateur et une bonhomie charmante.

Simple et modeste, il ne manquait jamais, chaque fois qu'il relatait par écrit la cure d'un blessé, d'ajouter ces mots : « *Je le pansay et Dieu le guarist.* » Sa statue par David d'Angers a été érigée dans sa ville natale en 1841. M. Louis Matout a peint pour le grand amphithéâtre de l'École de médecine de Paris un tableau représentant Ambroise Paré appliquant pour la première fois la ligature aux artères après une amputation. Ses œuvres ont été réunies en 3 volumes in-folio, en 1840, par les soins du Dr Malgaigne.

PÉNIL. — Chez la femme, c'est l'éminence cellulo-adipeuse qui est située au bas de l'hypogastre, au-dessus de la vulve, et au niveau de laquelle la peau est couverte de poils. On dit communément : Mont de Vénus.

Pénis. — On appelle ainsi la verge de l'homme.

Physiologie expérimentale. — Partie de la médecine qui a pour objet l'étude des actes ou phénomènes que les corps organisés manifestent. L'art expérimental y a été appliqué par Spallanzani, Magendie et surtout Claude Bernard, qui a donné à la physiologie, par ses immortels recherches, les bases inébranlables d'une science constituée.

Sécrétion. — Production d'humeurs et de principes immédiats par les parois, cellules, tubes et vésicules des éléments anatomiques.

Septénaire. — Espace de sept jours.

Spasme. — Contraction involontaire et convulsive des muscles, notamment de ceux qui n'obéissent pas à la volonté. Elle se manifeste en diverses circonstances, notamment pendant l'accomplissement simultané chez l'homme et la femme des deux fonctions spermatique et ovarique, en produisant une défaillance voluptueuse de courte durée qu'on nomme spasme génésique.

Sperme. — Humeur complexe sécrétée dans les testicules du mâle et composée pour les neuf dixièmes de spermatozoïdes.

THÉOLOGIE. — Connaissance du Dieu chrétien.

THÉRAPEUTIQUE. — Partie de la médecine qui a pour objet le traitement des maladies. Expression grecque qui veut dire soigner.

UTÉRUS. — Son synonyme est matrice. C'est le nom de l'organe destiné dans l'appareil générateur de la femme à contenir le produit de la conception, depuis la fécondation jusqu'à la naissance.

VAGIN. — Canal de 14 à 16 centimètres de long aboutissant à la matrice, tapissé intérieuremant par une membrane muqueuse à grosses papilles.

Vulve. — Ensemble des parties génitales extérieures de la femme. C'est une fente longitudinale qui se trouve depuis le pénil ou Mont de Vénus, en haut, jusqu'au périnée, en bas.

TABLE DES MATIÈRES

TABLE DES MATIÈRES

Pages.

Pages.

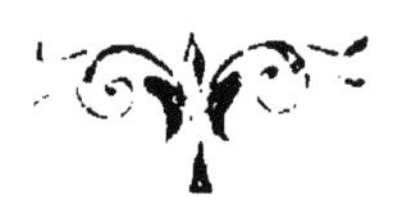

ACHEVÉ D'IMPRIMER

le trente et un mai mil huit cent quatre-vingt-deux

PAR

CH. UNSINGER

POUR

MM. GEORGES BARRAL

ET

CH. DUFAURE DE LA PRADE

à Paris.

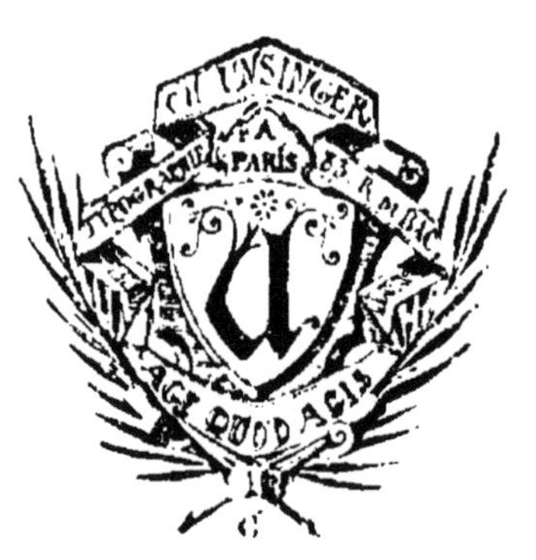
CH. UNSINGER
A PARIS
AGE QUOD AGIS

www.ingramcontent.com/pod-product-compliance
Ingram Content Group UK Ltd.
Pitfield, Milton Keynes, MK11 3LW, UK
UKHW020556180726
13838UKWH00001B/286

9 782329 427522

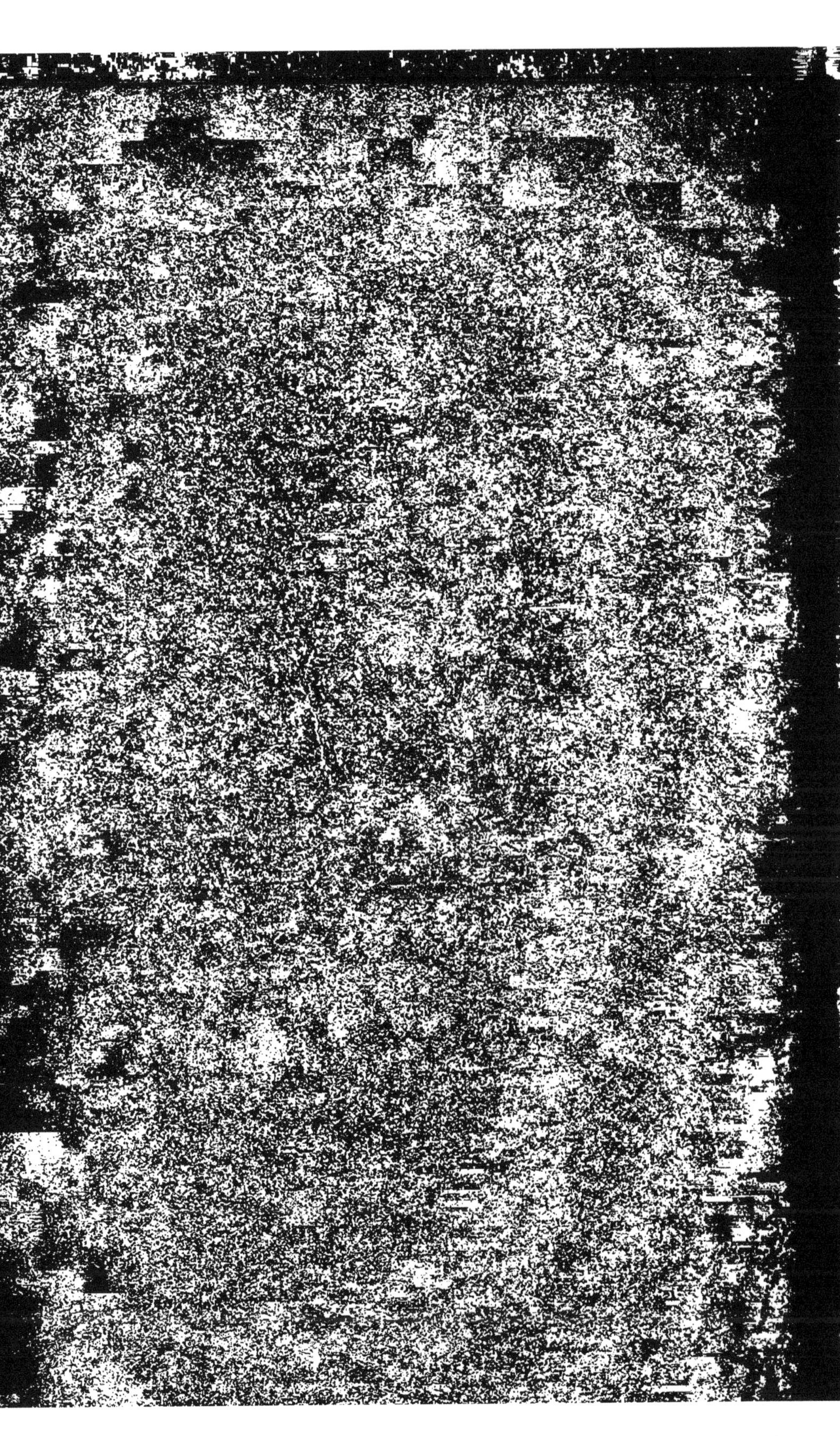